Vitamin K

- Das vergessene Vitamin -

von

Michael Iatroudakis

Bibliografische Informationen der Deutschen Nationalbibliothek: Die Deutsche Nationalbibliothek verzeichnet diese Publikation in der Deutschen Nationalbibliografie; detaillierte bibliografische Daten sind im Internet über dnb.d-nb.de abrufbar.

ISBN-13: 978-1495461187
ISBN-10: 1495461181

Hinweis:

Diese Publikation wurde nach bestem Wissen recherchiert und erstellt. Verlag und Autor können jedoch keinerlei Haftung für Ideen, Konzepte, Empfehlungen und Sachverhalte übernehmen.

Die publizierten Tipps und Ratschläge sind als Hilfen zu verstehen, um jeweils zu eigenen Lösungen zu kommen. Bei offenen Fragen kontaktieren Sie bitte Ihren Hausarzt.

Das Buch ersetzt nicht eine medizinische Behandlung / Therapie oder eine krankheitsbedingte Ernährungstherapie / Beratung. Der Autor und der Verleger können keine absolute Garantie für Ihr persönliches Ergebnis übernehmen. Sie handeln in allen Fällen eigenverantwortlich.

Als Leserin und Leser dieses Buches möchten wir Sie ausdrücklich darauf hinweisen, dass keine Erfolgsgarantien oder Ähnliches gewährleistet werden können. Auch kann keinerlei Verantwortung für jegliche Art von Folgen, die Ihnen oder anderen Lesern im Zusammenhang mit dem Inhalt dieses Buches entstehen, übernommen werden.

Der Leser ist für die aus diesem Buch resultierenden Ideen und Aktionen selbst verantwortlich.

Inhaltsverzeichnis:

-

Vorwort

Das hochwichtige doch leider fast vergessene Vitamin K und sein zum Teil bedenklicher Ruf sollen in diesem E-Book / Buch unser Thema sein. Warum der Ruf zum Teil bedenklich ist, wird in dem Kapitel über die Blutgerinnung geschrieben. Auch kursieren Gerüchte, dass ein Überschuss an Vitamin K für Erwachsene ebenso bedenklich ist wie für Säuglinge und Kleinkinder. Wir informieren und räumen auf mit Vorurteilen.

Das Thema gesunde Ernährung interessiert immer mehr Menschen und das nicht nur aus Gründen wie Übergewicht oder Krankheiten. Auf die Inhaltsstoffe der Nahrungsmittel wird immer mehr geachtet und Zusatzstoffe und Konservierungsstoffe haben selbst die Konservenkönige und Gewürzgurus inzwischen aus ihren Produkten verbannt. Die Volksküchenhelfer Maggi und Knorr beispielsweise bieten ihre Fixprodukte inzwischen zum Teil sogar glutenfrei an.

Warum das Vitamin K nicht die Aufmerksamkeit, die es verdient, hat vielleicht mit den Nahrungsmitteln zu tun, in denen es enthalten ist. Spinat kann wohl durchaus als Konfrontationsgemüse gesehen werden. Kein anderes Gewächs spaltet die Gemüter so, wie dieses grüne Gemüse, von dem alle Eltern sagen, es sei gesund und fast alle Kinder, es sei eklig. Und ausgerechnet Spinat enthält eine Menge Vitamin K. Leider zeigt sich, dass die Spinatverweigerer ihren Geschmacksknospen oft auch andere grüne Gemüsesorten nicht als lecker verkaufen können und so bleiben die Möglichkeiten, das Vitamin K auf natürlichem Wege zu sich zu nehmen nur sehr begrenzt. Ebenso geht es der Antispinatfraktion mit Kohlsorten, die ja zum Teil auch grün sind. Dabei wirkt sich das darin enthaltene Vitamin K auf so viele Faktoren aus, denen sogar weniger gesundheitsbewusste Menschen sich widmen und von denen sie eine gesunde Funktionalität erwarten. In erster Linie seien hier Fruchtbarkeit, Hirntätigkeit und ein kariesfreies Lächeln genannt.

Doch auch die Nichtspinatmöger müssen nicht an Vitamin K Mangel erkranken, wenn sie darauf achten, sich dieses wichtige Vitamin auf anderem Wege zuzuführen. Wie das gehen kann, wird im Verlaufe dieses E-Books / Buch noch ausführlicher geklärt.

Besonders interessant dürften die Informationen aus diesem E-Book / Buch für Personen sein, die sich aus Interesse oder aber auch weil sie vielleicht selbst mit den Problematiken zu tun haben - sprich betroffen sind - besonderen Krankheiten wie Krebs oder Blutgerinnungsstörungen widmen oder vorbeugend etwas für Knochen / Zähne, Blutgerinnung, Niere und Gefäße tun wollen.

Dem Thema Kolostrum wird hier ebenso Beachtung geschenkt, wie das Zusammenwirken von Vitamin D und Vitamin K.

Was ist Vitamin K?

Das ausgerechnet ein vergessenes Vitamin wie Vitamin K so verantwortungsvolle Einflüsse auf Blutgerinnung, Gefäßschutz, Krebs- und Knochenbildung hat, ist schon fast als Kuriosität der Natur zu sehen. Wie die Vitamine A, D und E gehört Vitamin K zu den fettlösenden Vitaminen. Mit dieser Erkenntnis macht der Blubb im Spinat also durchaus Sinn, denn fettlösende Vitamine lassen sich besser umsetzen und sinnvoll verwerten, wenn sie gemeinsam mit Fett verzehrt werden - im Idealfall natürlich mit guten Fetten oder Ölen. Die Vitamin K wirksamen Substanzen leiten sich in der chemischen Struktur von 2-Methyl-1,4-Naphthochinon (Menadion), welches nicht in natürlicher Form vorkommt, ab. Menadion ist praktisch aufgrund der negativen (toxischen) Wirkungsweise für die Ernährung und den Stoffwechsel nicht interessant.

Wie wir es von verschiedenen Vitaminen bereits kennen, gibt es auch vom Vitamin K Untergruppen. In der natürlichen Form ist Vitamin K als Vitamin K1 und Vitamin K2 zu finden. Letztere Form wird als die aktivere Vitaminform gesehen. Zu finden ist Vitamin K vor allem in grünen Nutzpflanzen. Vielleicht auch in Nichtnutzpflanzen, aber die sind für die Ernährung bei weitem nicht so interessant, wie das was wir uns auf den Teller tun. Bei dem Vitamin in Salaten, Spinat und Co handelt es sich überwiegend um Vitamin K1. Es wird jedoch vermutet, dass dieses zu Vitamin K2 umgewandelt wird und somit auch in der aktiveren Form für den Körper zur Verfügung steht.

In seiner Urform ist das Vitamin K2 in Mikroorganismen

zu finden. Auch in den körpereigenen Bakterien. Einen Teil des Vitamin K2 bezieht der Körper über den Darm direkt aus der eigenen Darmflora. Zudem ist es in Lebensmitteln, die durch Zusatz oder Bildung von Bakterien hergestellt werden (Sauerkraut, Butter und Käse), doch auch in Eidotter oder Leber zu finden. Wer sich gesund und bewusst ernährt, kommt auf Dauer an Sojaprodukten kaum vorbei. Natto - das ursprünglich auf Reisstroh fermentierte Lebensmittel liefert ebenfalls hohe Mengen an Vitamin K2. Heute wird Natto zum Teil auch ohne Stroh hergestellt, was sich auf Wirkung und Geschmack jedoch nicht auswirken soll.

Menadion würde das Vitamin K3 bilden.

Wie wichtig es ist, einem Vitamin K Mangel vorzubeugen, wird deutlich, wenn wir näher auf die vorteilhafte Wirkung des Vitamins eingehen. Studien haben gezeigt, dass es extrem viele Menschen mit einem viel zu niedrigen Vitamin K Gehalt im Blut gibt und dass die Bevölkerung auch viel zu wenig über Vitamin K im Allgemeinen und der Wirkung im Besonderen, Bescheid wissen.

Die Geschichte von Vitamin K

Nachgewiesen wurde das Vitamin K erstmals durch Carl Peter Henrik Dam. Der dänische Forscher untersuchte 1929 die Cholesterinsynthese von Küken. Er gab den Tieren spezielle cholesterinfreie Futtermittel und konnte bereits nach wenigen Wochen die ersten gesundheitlichen Schäden bei den Küken feststellen. Es kam zu Blutungen in Muskeln, Organen und direkt unter der Haut. Die Untersuchungsergebnisse konnten ausschließen, dass ein Cholesterinmangel, Fettmangel oder Vitaminmangel der Vitamine A, D, B (1 und 2) oder C ursächlich hierfür waren. Zwar konnte er noch nicht das Vitamin K als Grund benennen oder gar direkt nachweisen, jedoch wurde es ihm später aufgrund seiner Studie und den daraus resultierenden Ergebnissen zugeschrieben.

Nur 3 Jahre später wurde an Hühnern der Bedarf an Vitamin A und D untersucht. Dies geschah am kanadischen Ontario Agricultural College. Hier wurde eine verzögerte Blutgerinnung bei den Hühnern wahrgenommen. Allerdings wurden hier noch keine Zusammenhänge zum Vitamin K hergestellt, vielmehr wurde dieser Umstand gar nicht weiter beachtet.

Dafür wurde 1933 an der University of California bei erneuten Forschungen an Küken festgestellt, dass bei Gabe von frischem Kohl die Neigung zu Blutungen verringert wurde. Allerdings schlossen die Forscher hier auf einen Vitamin C Mangel und verschwendeten immer noch einen Gedanken an Vitamin K. Ins Grübeln kam man erst, nachdem reines Vitamin C gegeben wurde und die Blutungsneigung beobachtet wurde. Diese verbesserte sich in keinster Weise, dafür wurde ein Zusammenhang zwischen der Gabe von Getreide und Samen und der Blutgerinnung festgestellt. Daraufhin wurde der Mangel an einer bis dato noch unbekannten Substanz als Ursache deklariert. Man schrieb das Jahr 1934. Im weiteren Verlauf wurden reichlich Fütterungsversuche gemacht und die Erkenntnis gewonnen, dass es sich um eine fettlösliche Substanz handeln musste. Dass diese Substanz um 1935 letztendlich Vitamin K getauft wurde, liegt an der fehlenden Gerinnungsfähigkeit des Blutes, die augenscheinlich durch einen Mangel an dieser Substanz hervorgerufen wurde.

Die Gerinnungsfähigkeit heißt im Fachjargon Koagulationsfähigkeit und der Anfangsbuchstabe lieferte den Buchstaben für das Vitamin. Mit der chemischen Struktur dieses Wirkstoffs beschäftigten sich die Forscher Almquist und Stokstad und konnten diese auch mit Ergebnissen darlegen.

Carl Peter Henrik Dam erhielt 1943 zusammen mit Edward Adelbert Doisy den Nobelpreis für Medizin. Der wurde aufgrund der Strukturaufklärung des Vitamin K verliehen.

Inzwischen sind mehrere Jahre ins Land gegangen und Vitamin K ist ein wenig in Vergessenheit geraten. Zwar widmet sich die deutsche Gesellschaft für Ernährung dem Tagesbedarf an Vitamin K, aber das kann nun auch nicht unbedingt als eine Art Gedenktag gesehen werden. Allerdings interessieren sich immer mehr besonders gesundheitsbewusste Ernährungswissenschaftler und auch die

Nahrungsmittelindustrie wieder intensiver für Vitamin K. Grüne Smoothies ist beispielsweise ein Thema, das immer mehr im Kommen ist. Und gerade im Kampf gegen freie Radikale publizieren die Ernährungswissenschaft und Medizin die positive Wirkung von grünem Gemüse.

Die Aktivierung von Vitamin K im menschlichen Körper

Für die Aktivität von Vitamin K sind verschiedene Faktoren von Bedeutung. Dazu zählen die Anzahl an Kohlenstoffatomen, die Länge der lipophilen Kette, die Methylgruppe u.a. Als Optimal gelten Terpenketten mit 20 Kohlenstoffatomen. Insgesamt sind bis zu 100 verschiedene wirksame Vitamin K Verbindungen bekannt. Die Wirksamkeit von Vitamin K wird aufgehoben, wenn die Zahl der Kohlenstoffatome unter 8 sinkt.

Wie bereits erwähnt haben nur die Vitamine K1 und K2 eine Bedeutung für den menschlichen Stoffwechsel.

Frauen sollen nach den Richtlinien der deutschen Gesellschaft für Ernährung mindestens 65μg zu sich nehmen. Der Tagesbedarf bei Männern wird bei etwa 80μg festgelegt. Bei der näheren Betrachtung der Werte, die die deutsche Gesellschaft für Ernährung festlegt, wurde schon häufiger festgestellt, dass die Vorgaben eher als absolutes Minimum zu sehen sind und lediglich besagen, dass keine nennenswerten gesundheitlichen Probleme auftreten, wenn man sich an diese Werte hält. Zum Teil können höhere Mengen an Wirkstoffen jedoch auch vorbeugende Wirkungen haben, daher sollten die Richtlinien genau hinterfragt werden und auf das eigene Körper- und Gesundheitsbild angepasst werden. So wird Jemand, der bereits Osteoporose hat, einige Vitamine und Mineralien vermehrt zuführen, wohingegen gesunde Menschen eher versuchen, sich ausgewogen zu ernähren, ohne einen Schwerpunkt auf einen bestimmten Bestandteil der Nahrung zu setzen.

Einige, die es immerhin doch irgendwie gut mit sich meinen, werden vielleicht auch ein Kombipräparat zur Nahrungsergänzung einwerfen und sich damit gesund ernährt fühlen. Im Idealfall heben sich die Wirkungen der einzelnen Inhaltsstoffe nicht auf. Letztendlich muss aber immer wieder gesagt werden, dass eine Pille eine gesunde Ernährung kaum kompensieren kann.

Bei der Wirkung von Vitamin K muss natürlich vor allem auf die Blutgerinnung hingewiesen werden. Schließlich wurde Vitamin K auch durch die Blutgerinnungsstörungen bei den Küken entdeckt. Wer schnell blaue Flecke bekommt, sollte einmal seinen Vitamin K Level im Blut bestimmen lassen. Speziell beim Vitamin K mehren sich jedoch die Expertenstimmen, die besagen, dass der Richtwert sich hier nur auf die Blutgerinnung konzentriert und andere ebenso wichtige Aufgaben und Wirkungsstätten von Vitamin K außer Acht gelassen werden. Ein mehr an Vitamin K kann also umfassender wirken, als der sich nur auf Blutgerinnung ausgerichtete empfohlene Tagesbedarfssatz. Dass der Wert relativ gering angesetzt ist, ist schon aus dem Grunde nicht zu verstehen, dass Vitamin K selbst in sehr hohen Dosen ungiftig ist. Doch trotzdem werden die empfohlenen Tagesmengen eher am unteren Limit gehalten. Das ist besonders schwer verständlich, wenn in den folgenden Kapiteln verdeutlicht wird, wie Vitamin K auf einzelne Organe, Immunsystem und den Bewegungsapparat einwirkt. Doch bevor wir uns darauf konzentrieren werfen wir einen Blick auf den Vitamin K Mangel und dessen Folgen.

Vitamin K Mangel und mögliche Folgen

Schon wer sich nur normal und nicht explizit ausgewogen und gesund ernährt, hat kaum ein Risiko, einen Vitamin K Mangel zu erleiden. Jedenfalls wenn keine Vorerkrankung vorliegt, die einen erhöhten Bedarf an Vitamin K erforderlich macht (Osteoporose oder Gerinnungsstörungen). Dabei muss man nicht einmal unbedingt regelmäßig auf Spinat und Co zurückgreifen, um bei einem gesunden Menschen eine ausreichende Zufuhr an diesem Vitamin zu sichern.

In welchen Situationen man allerdings einem Risiko des Mangels ausgesetzt ist, muss man auch erst einmal wissen, eh man sich zurücklehnt und bei dem Genuss seiner Brokkolipizza in Sicherheit wiegt. Direkt nach diesem Kapitel gibt es einen Selbsttest zum Thema Vitamin K Mangel. Trotzdem sollen hier ein paar allgemeine Informationen nicht fehlen.

Medikamente die auf die Blutgerinnung Einfluss nehmen, führen natürlich zu einem erhöhten Vitamin K Bedarf. Wer also nach Herzereignissen, Operationen am Herzen oder Gefäßsystem von seinem Arzt sogenannte Antikoagulantien bekommt (gerinnungshemmende Mittel), sollte gezielt auf die Vitamin K Zufuhr achten. Natürlich behält der Arzt die Gerinnungswerte im Auge. Kommt jedoch ein Vitamin K Mangel zum Tragen, kann es lebensgefährliche Blutungen geben, weil die Medikamente die Gerinnung hemmen und Vitamin K zur natürlichen Unterstützung der Gerinnung fehlt. Für Ärzte ist es oft nicht einfach die richtige Dosierung der Antikoagulantien festzulegen.

Daher ist es auch enorm schwierig, seinen tatsächlichen Vitamin K Bedarf festzustellen. Schließlich sollen Medikamente und Vitamin K und seine Wirkung sich nicht gegenseitig verstärken, aufheben oder vermindern. Und ganz wichtig: Eine Vergiftung durch die Medikamente, die zu lebensbedrohlichen Blutungen (innerlich und äußerlich) führen kann, muss unbedingt vermieden werden. Aber ebenso auch die Aufhebung der Medikamentenwirkung durch Vitamin K.

Drei große Studien haben sich dem Zusammenwirken von Antikoagulantien und den verschiedenen Vitamin K Formen gewidmet. Es gab bereits Überlegungen die Dosierung der Medikamente mittels eines Gentests zu optimieren. Allerdings kam keine der drei Studien zu einem aussagekräftigen Ergebnisse über den Sinn dieser Maßnahme, weil es nicht nachvollziehbar war, ob es tatsächlich weniger Komplikationen nach diesem Test gab.

Neugeboren sind wir glücklicherweise nur für kurze Zeit. Doch gerade in dieser Zeit können wir uns selbst kaum um unsere Ernährung kümmern. Wir sind darauf angewiesen, dass uns ausreichend Vitamin K zugeführt wird, nicht zu viel, aber auch nicht zu wenig. Bedauerlicherweise hat die Natur für dieses Problem keine gute Lösung und bei einem neugeborenen Menschlein muss eine Vitamin K Prophylaxe vorgenommen werden, weil es sonst ggf. zu Blutungen kommen könnte, die für so ein winziges Geschöpflein schnell lebensbedrohlich sein könnten. Die Gefahr für diese Blutungen besteht in den ersten 12 Wochen unseres Lebens. Stillen ist natürlich und gesund und schon für die Psyche von Mutter und Kind sehr wichtig. Doch gerade in Bezug auf Vitamin K liefert die Muttermilch keine nennenswerten Beiträge. Gesunde Säuglinge könnten zwar trotzdem ohne schwerwiegende Ereignisse diese 12 Wochen überstehen. Erkrankte Neugeborene, vor allem mit Stoffwechselerkrankungen (Leber, Galle) resorbieren kaum Vitamin K und können es entsprechend auch nicht gewinnbringend verwerten. Hier ist die Gefahr, dass es zu Blutungen kommt um ein vielfaches höher. Kinder die davon betroffen sind, werden entsprechend mit unterschiedlichen Präparaten behandelt. In Deutschland hat sich die orale Gabe von Vitamin K1 durchgesetzt. In anderen Ländern wird die Gabe intramuskulär gegeben. Hier wird allerdings ein Zusammenhang zwischen der intramuskulären Gabe und einem vermehrten Auftreten von Leukämie hergestellt, der bislang weder be- noch wiederlegt werden konnte.

Gallen- und Lebererkrankungen, aber auch Darmentzündungen können auch altersunabhängig für einen Vitamin K Mangel verantwortlich sein, dem mit gezielten Gaben des Wirkstoffs entgegen gewirkt werden sollte. Schäden des Lebergewebes aufgrund von Alkoholmissbrauchs oder aufgrund von Fettleber oder eine Leberzirrhose (die übrigens nicht immer nur von Alkohol ausgelöst werden muss, auch Pilzvergiftungen u.ä. können hier Ursache für sein), gelten im Allgemeinen nicht als echter Vitamin K Mangel. Vielmehr kommt es hier zu einer zu geringen Verwertung des Vitamins.

Eine weitere Ursache für einen Mangel an Vitamin K beim Menschen jeden Alters kann eine Störung der Bildung von Vitaminen im Darm sein. Diese Störungen treten besonders oft als Begleiterscheinung bei der Einnahme von Antibiotika auf. Zumal Antibiotika ja den Darm oft auch sehr belasten und zu Entzündungen, die ohnehin Ursache des Vitamin K Mangels sein können, hervorrufen.

Bei Frauen im gebärfähigen Alter kann auch die Einnahme der Antibabypille zu einem erhöhten Vitamin K Bedarf führen. Ebenso benötigen Personen die Abführmittel nehmen, eine größere Menge an Vitamin K.

Bemerkbar macht sich ein Vitamin K Mangel zum Beispiel durch Einblutungen unter Haut (Blaue Flecken, aber auch kleine blutrote Flecke), Zahnfleischbluten oder auch Blut im Urin, wobei das Blut hier nicht mit bloßem Auge sichtbar ist. Innere Blutungen die beispielsweise ein Magengeschwür verursachen kann, können bei einem Vitamin K Mangel eine echte Lebensgefahr darstellen.

Diagnostiziert wird ein Vitamin K Mangel durch einen sogenannten Quickwert. Hier wird Vitamin K gespritzt und anschließend während eines Test (Koller Test) die Umsetzung des Vitamin K und der Einfluss auf die Blutgerinnung untersucht. Natürlich kommt der Hausarzt nicht unbedingt bei jedem seiner Patienten auf die Idee, das Vitamin K unter die Lupe zu nehmen. Gibt die Krankengeschichte schon Aufschlüsse über Störungen der Blutgerinnung, untersucht der Arzt den Vitamin K Status natürlich viel eher.

Die Behandlung eines Mangels wird nach der primären Ursache behandelt. Oft reicht eine orale Verabreichung von Vitamin K. In manchen Fällen muss der Verdauungstrakt umgangen werden, dann gibt es parentale Präparate. Kommt es zu einem Mangel unter Einsatz von Cumarin-Medikamenten (Antikoagulantien) wird meist auf Spritzen zurückgegriffen.

Grundsätzlich kann eine Vitamin K optimierte Ernährung einem Mangel vorbeugen. Der Konsum von Alkohol, besonders wenn er gehäuft und langandauernd vorkommt, kann die Aufnahme und Verwertung von Vitaminen erheblich einschränken, im schlimmsten Fall sogar komplett verhindern, besonders bei alkoholabhängigen Organschäden.

Selbsttest Vitamin K Mangel

Knochen/ Zähne:

Bin ich eine Frau nach den Wechseljahren?

Wurde bei mir schon die Diagnose Osteoporose gestellt?

Habe ich das Gefühl, dass meine Knochen schnell brechen (z.B. nach leichteren Stürzen)

Leide ich unter Karies?

Blut:

Nehme ich gerinnungshemmende Mittel (Marcomar, Aspirin)?

Neige ich zu einer schnellenHämatombildung?

Habe ich kleine Blutpünktchen unter der Haut?

Habe ich Blutdruckprobleme?

Wurde bei mir schon eine Arteiosklerose festgestellt?

Bin ich Bluter?

Ernährung/ Gewicht:

Habe ich Übergewicht?

Esse ich öfter als 3 x in der Woche Fleischgerichte?

Esse ich extrem fettarm (fast fettfei)?

Esse ich wenig Obst und Gemüse?

Erkrankungen:

Leide ich unter Stoffwechselerkrankungen (Diabetes, Nieren, Schilddrüse)?

Bin ich Dialysepatient?

Habe ich Mukoviszidose?

Wurde mir ein Organ transplantiert?

Habe ich einen Herzschrittmacher?

Hatte ich Bypass oder Stent-Ops?

Habe ich Depressionen, neurologische Störungen oder andere psychische Erkrankungen?

Wer mehr als 3 Fragen mit **Ja** beantwortet, sollte mit seinem Arzt über Vitamin K sprechen und um die Kontrolle des Vitamin K Spiegels bitten.

Vitamin K und Schwangerschaft/ Geburt

Dass Vitamin K bei der Blutgerinnung eine sehr große Rolle spielt, wurde bereits deutlich. Für die Gebärende, die bei der Geburt eine mehr oder weniger große Menge an Blut verliert, kann Vitamin K also eine große Rolle spielen. Doch auch bei dem frisch zur Welt gekommenen Erdenbürger ist Vitamin K gleich von einer enorm großen Bedeutung.

Zwar leiden nur eins von zehntausend Neugeborenen unter einer verstärkten Neigung zu Blutungen aufgrund eines Vitamin K Mangels, doch trotzdem wird dieser Thematik eine große Aufmerksamkeit - auch bei den ersten Untersuchungen geschenkt, weil es bei Zwischenfällen für so ein kleines Menschlein schnell lebensbedrohlich sein kann.

Die Blutungen, die aufgrund des Vitamin K Mangels bei Neugeborenen auftreten können, passieren in einem Zeitraum zwischen 24 Stunden und mehreren Wochen nach der Geburt. Dabei tritt Blut aus Nase, Mund, Po oder dem Nabelschnurrest (falls noch vorhanden) aus. In schwereren und leider nicht direkt bemerkbaren Fällen, kann es auch zu inneren Blutungen kommen u.a. im Gehirn.

Es lassen sich bereits Zusammenhänge zwischen der Vitamin K Mangelblutung und anderen physischen Einschränkungen herstellen (Stoffwechselerkrankungen oder Schäden an Leber oder Nieren). Auch sprechen die Zahlen dafür, dass bei Neugeborenen mit Vitamin K Mangel Flaschennahrung in der Tat besser ist, als Muttermilch, trotzdem sollte auf Stillen nicht verzichtet werden, weil Vitamin K nicht der einzige Nährstoff ist, der dem Kind mit der Muttermilch zugeführt wird. Außerdem steigt der Vitamin K Gehalt in der Hintermilch auf fast den doppelten Wert an, gemessen an der Vordermilch - auch Colostrum genannt.

Der Vitamin K Mangelblutung sollte also mit einer Gabe von Vitamin K in Form von Spritzen oder Tropfen vorgebeugt werden. Auf welchem Wege das Vitamin verabreicht wird, sagt nichts über die Wirkung aus. Einige Eltern möchten den Kindern den Pieks ersparen und entscheiden sich für die orale Applikation des Vitamin K. Bei der oralen Gabe gibt es aber immer ein Restrisiko, dass der Säugling nicht die gesamte Menge des Wirkstoffs aufnimmt (sabbern) und es müssen drei Dosen verabreicht werden und zwar sehr zuverlässig. Selbst kurzfristige zeitliche Verzögerungen erhöhen das Risiko für eine Vitamin K Mangelblutung erneut.

Selbst wenn die Untersuchungen nach der Geburt zeigen, dass kein Vitamin K Mangel vorliegt, empfehlen Ärzte die Gabe dieses Vitamins. Besonders zu empfehlen ist die Verabreichung bei Babys die mit Atemnot zur Welt kamen oder denen mit Hilfe einer Zange, Saugglocke oder Kaiserschnitt aus dem Mutterleib herausgeholfen werden musste. Auch bei Frühgeborenen oder Babys die sich bei ihrer Reise auf die Welt verletzt haben oder durch Helfer verletzt wurden, weil die Ankunftsbedingungen nicht optimal waren. Sind die Mütter vorbelastet (Epilepsie, Blutgerinnung oder Tuberkolose) sollten die Kinder ebenfalls zusätzliches Vitamin K bekommen.

Trotz aller Vorsichtsmaßnahmen zeigt sich, dass ein Drittel der betroffenen Kinder gar keines dieser Frühwarnzeichen aufweisen konnten. Deshalb tendieren immer mehr Mediziner dazu, Neugeborenen prophylaktisch Vitamin K zu verabreichen. Zumal sich Vermutungen, dass die Vitamin K Prophylaxe und Leukämieerkrankungen in Zusammenhang stehen könnten, sich nicht belegen ließen.

Vitamin K und Blutgerinnung

Die Blutgerinnung in unserem Körper kann nur mit Vitamin K optimal funktionieren. Hat der Körper nicht ausreichend Vitamin K zur Verfügung, gerinnt das Blut langsamer und wir verlieren mehr Blut bei Zahnlfleisch-, Nasenblutungen oder Verletzungen und Operationen. Das kann schnell unser Leben in Gefahr bringen (z.B. bei einem Verkehrsunfall).

In diesem Zusammenhang ist es wichtig zu wissen, dass ein Überschuss an Vitamin K nicht etwa zur stärkeren Blutgerinnung führt oder gar Thrombosen hervorruft. Bei gesunden Menschen kann der Körper das Vitamin K optimal umsetzen, ohne dass die Gerinnung des Blutes aus dem Gleichgewicht gerät. Das liegt an dem Einfluss von Vitamin K auf die Gerinnungsfaktoren II, VII, IX und X.

Dass der Blutgerinnung eine vermehrte Bedeutung im Zusammenhang mit Vitamin K zugemessen wird, liegt sicher daran, dass die Auswirkungen eines Mangels an Vitamin K hier am gravierendsten sind. Es hat Fälle gegeben in denen ein kleiner Sturz schwerste Hirnblutungen hervorgerufen hat, die durch einen besseren Vitamin K Gehalt im Blut nicht hätten entstehen müssen. Und dass Hirnblutungen höchstgefährlich sind, ist jedem bekannt. Nicht selten enden diese auch tödlich.

Selbst die Deutsche Gesellschaft für Ernährung widmet sich schwerpunktmäßig der Blutgerinnung bei der Festlegung der Tagesdosis an Vitamin K. Es ist zwar bedauerlich, dass andere Wirkungskreise dieses wichtigen

Vitamins außer Acht gelassen werden, zeigt aber wiederum auch die Wichtigkeit dieser Thematik.

Vitamin K und Knochen und Zähne

Für die Knochen und Zähne ist Vitamin K ebenso wichtig wir für das Blut. Vor allem im Zusammenspiel mit Vitamin D und Calcium punktet Vitamin K hier enorm. Denn Calcium kann nur durch Vitamin K überhaupt bereitgestellt werden. Zudem aktiviert Vitamin K auch ein Protein, welches maßgeblich für den Aufbau der Knochen verantwortlich ist. Auch dieses Protein kann ohne Vitamin K keine Leistung bringen, weil es Calcium gar nicht binden könnte.

In diesem Zusammenhang kommen wir zwangsläufig auch auf das Thema Osteoporose. Vitamin K wird prophylaktisch, kann aber auch bei bestehender Erkrankung noch positiv wirken und die Knochenbildung anregen bzw. den Knochenabbau hemmen. Eine Studie mit mehr als 70000 Probanden hat klar aufgezeigt, dass es zu 30 % weniger Knochenbrüchen kann, wenn viel Vitamin K verzehrt wurde. Selbst eine hohe Dosis Vitamin D konnte dies bei der Gegengruppe nicht ausgleichen, weil zu wenig Vitamin K vorhanden war.

Abgesehen von der positiven Wirkung von Vitamin K zeigt gerade diese Studie auch, wie wichtig es ist, alle bedeutsamen Wirkstoffe aus der Nahrung in einem ausgewogenen Verhältnis zuzuführen und nicht den Schwerpunkt auf einzelne Vitamine oder Mineralien zu legen.

Für die Prophylaxe und für den Einsatz bei bereits bestehenden Osteoporosen ist eine wesentlich höhere Dosis erforderlich, als für die optimale Aktivierung der Blutgerinnung. Und obwohl vermehrt Studien dies belegten, findet sich in den Standards zur Therapie von Osteoporose kein Hinweis auf Vitamin K, von einer Empfehlung der Einnahme von Vitamin K ganz zu schweigen. Nicht einmal die Europäische Behörde für Lebensmittelsicherheit, die die positive Wirkung von Vitamin K auf den Erhalt der Knochengesundheit bestätigte, konnte an dieser Tatsache nichts ändern.

Interessant ist bei der Osteoporosetherapie und -prophylaxe das Zusammenwirken von Vitamin D und Vitamin K. Denn Vitamin K kompensiert durch seine Wirkung die Auswirkungen einer Überdosis Vitamin D. Ebenso würde Vitamin K den Knochenabbau bremsen, der ggf. bei Einnahme von Medikamenten wie Prednisolon u.ä. stattfinden würde. Auch Betroffene von Schlaganfällen die aufgrund ihrer Inaktivität an Knochendichte verlieren oder auch Frauen nach der Menopause, sowie Parkinsonpatienten kann die Gabe von hochdosierten Vitamin K Präparaten Osteoporose vorbeugen.

Vitamin K und Gefäßsystem

Arteriosklerose ist die Ablagerung von Plaque in unseren Gefäßen. Landläufig kennen wir dieses Krankheitsbild als Arterienverkalkung. Auch die Verkalkung im Zusammenhang mit Demenz beruht auf Arteriosklerose und ist daher vom Wort her nicht allzu abwegig, auch wenn der Kalk nicht unbedingt im Hirn angelagert sein muss, sondern die blutzuführenden Gefäße aufgrund einer Verkalkung das Gehirn nicht mehr optimal mit Blut versorgen und Erinnerung, Konzentration und Orientierung auf diese Weise vermindern.

Vitamin K ist auch für die Prävention in Bezug auf Arteriosklerose einsetzbar. Vor allem, wenn es durch eine gesunde Ernährung zugeführt wird. Denn die Plaqueablagerungen an den Gefäßwänden werden in erster Linie von einer ungesunden Lebensführung hervorgerufen. Fettes Essen, Rauchen, Alkohol. Daraus resultierend kommen Übergewicht und hoher Blutdruck als Risikofaktoren hinzu. Bezieht der Körper nicht ausreichend Vitamine und Mineralien aus unserer Nahrung, fährt er Hilfsprogramme auf. Eines davon ist die Plaquebildung.

Eigentlich will der Körper damit nur das fehlende Vitamin ersetzen und die Gefäßwände stärken, damit sie durch den Bluthochdruck nicht ganz zerplatzen. Es wird jedoch eine Cholesterinform angelagert, die Calcium und Co aus dem Blut abzieht und in Form von Kalk auftürmt. Zwar ist die Gefahr für die Gefäßwand damit provisorisch gebannt, jedoch kristallisieren sich neue Gefahren heraus. Die Gefäße können verstopfen, wenn sich so viel Kalk gebildet hat, dass es keinen Durchfluss des Blutes mehr erlaubt oder aber es lösen sich Teile und führen so zu Infarkt in Herz oder Hirn.

Vitamin K sorgt für einen ausgeglichenen Calciumspiegel im Blut und aktiviert andere Körperteile und Organe, das Calcium gefälligst auch zu verwerten. In erster Linie Knochen und Zähne wie wir gerade gelesen haben. Wird das Calcium also von den richtigen Stellen abgezogen, kann es sich nicht mehr an den Gefäßwänden ablagern oder Nierensteine bilden. Das wurde in mehreren Studien auch wissenschaftlich belegt und in namhaften Fachblättern publiziert.

Die Studien gingen sogar soweit, dass einer Gruppe von Probanden ein Medikament verabreicht wurde, welches Plaque aufbaute und hinterher Vitamin K zuführte, um zu beweisen, dass Vitamin K Plaque sogar wieder abbauen kann.

Demzufolge reduziert ein ausreichend hoher Vitamin K Spiegel das Risiko für Arteriosklerose, Herzinfarkte und Schlaganfälle. Vor allem im Zusammenwirken mit Vitamin D kann das Risiko bis zu 50 % gesenkt werden.

Selbst die Herbststiftung rät Marcumar einnehmenden Patienten nicht zum völligen Verzicht auf Vitamin K.

Krampfadern (Varizen) sind inzwischen auch kein Privileg des Alters mehr. Vielmehr tendieren bestimmte Berufsgruppen zum kollektiven Krampfadernbefall. Auch hier kann Vitamin K vorbeugen, weil es nicht nur in den

Arterien die Ablagerungen von Plaque an den Gefäßwänden verhindert, sondern ebenso in den Venen. Zwar kommt das Wort Adern in dem Wort vor, die Krampfadern selbst - also die Verdickungen in den Gefäßen, sind jedoch in den Venen zu finden. In den meisten Fällen sind Venenwandschwächen für den Befund verantwortlich. Liegt eine Schwäche der Venenwand vor, ist es umso wichtiger, dass der Blutkreislauf frei von Erschwernissen ist (Ablagerungen in der Arterie oder fehlende Bewegung, die das Blut in die Beine sacken lässt und Venen belastet).

Vitamin K und Krebs

Dass Ernährung und Krebs zusammen hängen müssen, haben schon viele Studien gezeigt. Und davon sind sowohl Wissenschaftler und auch Bevölkerung überzeugt. Nicht umsonst werden Lebensmittel nach ihren Inhaltsstoffen und Wirkweisen untersucht und es wird zu Lebensmitteln geraten, die die freien Radikale hemmen, frei von Pestiziden und künstlichen Inhaltsstoffen sind.

In erster Linie stärkt eine gesunde Ernährung das Immunsystem, welches wiederum Hauptakteur im Kampf gegen die krebsverursachenden freien Radikale und angreifenden Zellen mit Krebspotentialen ist. Ist das Immunsystem geschwächt, so zeigt sich das nicht immer direkt durch Erkältungskrankheiten oder anderen Infektionen. Die Schwäche des Immunsystems zeigt sich teilweise so wenig ausgeprägt, dass sie erst festgestellt wird, wenn ein gravierendes Ereignis vermuten lässt, dass dieses vermeidbar gewesen wäre, wenn die eigenen Abwehrkräfte stark genug hätten agieren können.

Irgendwie macht sich schon der Eindruck breit, dass Krebs so etwas wie ein um sich greifendes Ungeheuer ist. Ob es überhaupt noch einen Menschen auf der Welt gibt, der keinen kennt, der an Krebs erkrankt ist? Natürlich sind die Behandlungsmöglichkeiten und vor allem die Chancen auf eine Früherkennung wesentlich besserer als vor Jahrzehnten. Viele Betroffene genesen auch wieder. Trotzdem nimmt die Zahl der Krebserkrankungen zu. Vermutet wird ein Zusammenhang zwischen Industrienahrung, Zucker und Umwelteinflüssen. Selbst Obst und Gemüse sind nicht mehr gesund, wenn sie pestizidbelastet sind. Da kriegt unser Immunsystem Aufgaben aufgebürdet, die es völlig überfordern können und den Krebszellen förderlich sind.

Wie erfreulich, dass es gerade aus Heidelberg wirklich gute Nachrichten in Bezug auf die Thematik: Ernährung und Krebsrisiko gibt. Eine mehrere Jahre andauernde Studie namens EPIC bringt verwertbare Ergebnisse und hat einen Krebsschutz durch Vitamin K 2 mit bedeutsamen Ergebnissen belegen können. Mehr als 24000 Teilnehmer wurden für diese Studie untersucht. Begonnen wurde mit den Untersuchungen bereits 1994. Es kann also hier durchaus von Langzeitwirkungen gesprochen werden. Personen zwischen 35 und 64 Jahren die tumorfrei waren wurden im Zeitraum zwischen 1994 und 2008 begleitet. Die Aufnahme von Vitamin K war ein wesentlicher Schwerpunkt in dieser Studie und wurde regelmäßig erfasst.

Unter Berücksichtigung der Krebserkrankungen unter den Probanden, konnten Rückschlüsse auf Vorkommen der Erkrankung, Schwere und Verlauf gezogen werden. Man ist zu dem Fazit gekommen, dass das Krebsrisiko gesenkt werden kann. Bei Männern mehr als bei Frauen. Zudem verläuft eine Krebserkrankung in selteneren Fällen tödlich, wenn hohe Mengen an Menachinonen (Hauptquellen der aktiven Formen von Vitamin K) aufgenommen wurden.

Die Studienergebnisse können unter dem Suchbegriff: European Prospective Investigation into Cancer and Nutrition-Heidelberg recherchiert werden.

Mit Blick auf verschiedene Krebsarten konnte festgestellt werden, dass Vitamin K Leukämiezellen abtöten kann, indem es die Selbstzerstörung der Krebszellen aktiviert. Leberkrebs wird vorgebeugt. Das zeigt eine Studie die im Journal of the American Medical Association publiziert wurde. Hier wurden Personen mit erhöhtem Risiko für Leberkrebs untersucht. Bei den mit Vitamin K2 versorgten Probanden erkrankte später nur einer von zehn Teilnehmern. Von den Probanden aus der Kontrollgruppe waren es ca. 5 von 10 (47 %).

Selbst bei bereits erkrankten Menschen kann Vitamin K das Risiko zu sterben noch senken. In einer Studie aus dem Fachblatt American Journal of Clinical Nutrition ist von 30 % Risikominimierung die Rede.

Natürlich unterstützt eine ausgewogene Ernährung den Körper auch bei der zum Teil extrem anstrengenden Therapie während einer Krebserkrankung. Wer hier auf die Zufuhr von Vitaminen und Mineralien achtet, kann mit Nebenwirkungen wie Blutbildveränderungen besser klar kommen.

Vitamin K und die Niere

Ausgeschieden wird das Vitamin K nach seiner Verwertung u.a. über das Harnsystem. Hier spielt die Niere bekanntlich eine primäre Rolle. Zum Einen sorgen die Nieren für die Ausscheidung und zum anderen führt ein Mangel an Vitamin K zu Nierenerkrankungen wie Nierensteine. Im schlimmsten Fall können Nierenerkrankungen dazu führen, dass Betroffene regelmäßig zur Blutwäsche müssen. Diese Blutwäsche heißt im Fachjargon Dialyse. Zwar sind die Entwicklungen in diesem Bereich heute auch schon weitaus fortgeschrittener als noch vor zwanzig Jahren und Betroffene können die Dialyse z.B. nachts daheim vornehmen lassen. Doch die Unbequemlichkeiten wie stundenlange Liegezeiten und das Anschließen an die Geräte sind zweitrangig. Dialyse ist für den Körper eine große Belastung und einige Patienten fühlen sich müde und kraftlos. Kaum haben sie sich erholt, beginnt das Blut sich schon wieder zu „vergiften" und die nächste Dialyse steht an. Das zerrt an Nerven und Kraftreserven.

Nierenerkrankungen sind oft auch Spätfolgen von anderen Erkrankungen (Diabetes), die wiederum auch negativ auf die Gefäße einwirken. Diabetes wiederum hat als eines der Hauptrisiken Übergewicht. Übergewicht belastet die Gefäße. Eine Kettenreaktion also. Da Vitamin K schon einiges an prophylaktischer Arbeit übernehmen kann, besonders in Hinsicht auf die Gefäße, können Krankheitsbildung und später der Krankheitsverlauf durch Vitamin K beeinflusst werden.

Erkrankte an Diabetes, die aufgrund dieser Stoffwechselerkrankung die Dialyse brauchen machen den größten Teil der Dialysepatienten aus. Die zweite große Gruppe sind Patienten, die infolge entzündlicher Prozesse (oft chronisch) nur noch eine eingeschränkte Nierentätigkeit aufweisen. Auch der Anteil an Personen mit gefäßbedingten Nierenproblemen ist noch sehr hoch.

Vor allem die Wirkung von Vitamin K auf die Gefäße wirkt sich bei Nierenkranken positiv aus. So ist das Risiko für Dialysepatienten extrem hoch, aufgrund eines kardiovaskulären Ereignisses zu sterben. Kardiovaskulär kann mit „Herz und Gefäße betreffend" übersetzt werden. Es sind noch weiterführende Untersuchungen erforderlich, inwieweit Vitamin K und Nierenerkrankungen sich gegenseitig bedingen, um hier fundiert argumentieren zu können. Erste Ergebnisse in Bezug auf den Gehalt des inaktiven Matrix-Gla-Protein (MGP) zeigen jedoch, dass bei einer Verbesserung des Vitamin K Spiegels sowohl Blutwerte als auch das Risiko für Herz- oder Gefäßschäden optimiert werden. Allein das klingt schon vielversprechend.

Für Dialysepatienten ist eine Optimierung des Vitamin K Spiegels allein durch die Ernährung kaum zu bewältigen. Aufgrund der Nierenschäden soll hier besonders auf Phosphate und Kalium in der Nahrung geachtet werden. Dadurch kommen andere wichtige Nahrungsinhaltsstoffe zu kurz. Dem kann aber durch die Einnahme von Präparaten abgeholfen werden. Natürlich gilt für jeden, dass er nicht wahllos Nahrungsergänzungspräparate zu sich nehmen soll. Für Dialysepatienten gilt dies aber ganz besonders. Es ist nichts gewonnen, wenn der Vitamin K

Spiegel stimmt, es aber zu anderen gesundheitlichen Problemen kommt. Die Rücksprache mit dem behandelnden Arzt ist hier also unerlässlich. Ebenso fortlaufende Kontrollen des Blutbildes und immer auch ein Blick auf Gewicht, Blutdruck und Gefäße.

Vitamin K wenn man älter wird

Der Vitaminbedarf verändert sich bei fortschreitendem Alter und für die meisten Vitamine gilt im Alter ein erhöhter Bedarf. Das ist doppelt problematisch. Alte Menschen essen weniger - also müssen sie mehr Vitamine in weniger Nahrung zu sich nehmen. Außerdem sind ausgerechnet die Erkrankungen auf die das Vitamin K positiv wirkt, typische Alterskrankheiten: Gefäßerkrankungen und Osteoporose. Was in vielen Fällen auch als Spätfolge eines chronischen Mangels an verschiedenen Vitaminen, Mineralien und anderen wichtigen Substanzen ist. Der menschliche Körper ist darauf programmiert, wenige Mittel auf primär wichtige Aufgaben zu verteilen. So wird Vitamin K wenn es in geringen Dosen aufgenommen wird, immer zuerst die Blutgerinnung unterstützen, weil der Körper dies als aktuell wichtigste Aufgabe ansehen wird. Dass sich das im Alter rächt, kann der Körper zu dem Zeitpunkt noch nicht wissen. So entwickelt sich ein Mangel, von dem der Mensch gar nichts merkt und wird oft über Jahre hinweg aufrechterhalten.

Die Diagnosen der oben genannten Erkrankungen sind dann die Folgen davon. Leider kann der Vitamin K Mangel rückwirkend nicht mehr festgestellt werden, bzw. auch die Dauer des Vitamin K Mangels kann rückwirkend nicht genau benannt werden, so dass sich der Gedanke an eine Spätfolge oft gar nicht erst breit macht, sondern nur im aktuellen Befund nach Ursachen gesucht wird. Alter und Hormonumstellung sind dann natürlich naheliegender als ein 20 Jahre alter Vitamin K Mangel, von dem man nichts wusste.

In jüngsten Studien wird auch die Verknüpfung der Aufnahme von Vitamin K und Alzheimer untersucht. Knochenerkrankungen wie Osteoporose oder auch Knochenschwund scheinen in einem engen Zusammenhang mit Morbus Alzheimer zu stehen und gerade auf diese beiden Krankheitsbilder ist eine prophylaktische und zum Teil sogar therapeutische Wirkung von Vitamin K nachgewiesen. Ebenso haben Studien gezeigt, dass Alzheimerpatienten wesentlich häufiger von Knochenbrüchen (besonders in der Hüfte) betroffen sind, was auf einen niedrigen Vitamin K Spiegel, der ebenfalls ersichtlich war, zurückgeführt wurde. Der niedrige Spiegel des Vitamin K kann noch nicht sicher erklärt wurde. Zwar wurde erkannt, dass Morbus Alzheimer die Aufnahme von Vitamin K wohl um fast die Hälfte senkt. Aber wie genau das Hirn bei Alzheimer arbeitet und was letztendlich konkret dazu führt, dass die Ablagerungen gebildet werden, ist nicht abschließend erforscht.

Ein großes Problem für alternde Menschen ist die Haut. Antifaltencremes bekommt man ja auch immer ganz gern schon als Scherzgeschenk zu jedem runden oder 5-er Geburtstag ab 25. Erstaunlicherweise sind einige Krankheiten am Faltenbild der Haut erkennbar. Darunter auch alle die Krankheiten, denen Vitamin K entgegen wirkt (Osteoporose, Diabetes, Herz-Gefäßkrankheiten). Ob Stirnfalten also ein Indiz für Vitamin K Mangel ist, wird sicher in Studien noch restlos aufgeklärt werden. Vorerst wird das zumindest vermutet. Und dass es Hautcremes mit Vitamin K gibt, zeigt doch, dass auch die Pflege- und Kosmetikindustrie zumindest in dieser Richtung positive Studienergebnisse hatte. Im Internet berichten auch Anwenderinnen von einer guten Wirkung von Creme mit Vitamin K. Besonders wirksam sollen diese bei Augenringen sein und auch bei Hautrötungen beispielsweise durch eine Gesichtsrose (Couperose und Rosacea)gute Effekte erzielen.

Vitamin K im Einsatz bei Extremfällen

Extremfälle? Nachdem es um Krampfadern, Nierenerkrankungen, Krebs und Alzheimer ging, sollen noch Extremfälle folgen? Jawohl. Zwei Ausnahmesituationen, die
das Leben sehr intensiv und langandauernd beeinflussen:
Mukoviszidose und Empfang eines Spenderorgans.

Bei Mukoviszidose stellt man normalerweise zuerst einen
Zusammenhang zur Lunge her. Es sind aber auch andere
Organe die Sekrete und Schleim bilden betroffen. Unter
anderem der Darm. Durch die Verdickung des Schleims
wird bei Mukoviszidose der Verdauungsprozess enorm
beeinträchtigt. Die Aufnahme verschiedener Nährstoffe
durch den Darm ist erschwert. Bei Vitamin K gehört die
Behandlung mit der Form Vitamin K1 heute schon zur
Standardbehandlung, weil Mukoviszidosepatienten nachgewiesener weise unter einem chronischen Vitamin K
Mangel leiden. Vitamin K2 wird unter anderem im Darm
gebildet, was bei Betroffenen allerdings kaum stattfinden
kann, daher wird die Behandlung mit Vitamin K2 vermut-
lich auch in den Behandlungsstandard aufgenommen
werden. Noch gibt es dazu, aber keine offiziellen Aus-
sagen.

Die Spende eines Organs ist ein extremer Ausnahme-
zustand. Das eigene Organ hat versagt. Vorher ist es dem
Betroffenen sehr schlecht gegangen. Dann das Glück,
einen passenden Spender zu finden und die Angst, dass
das Organ abgestoßen werden könnte. Doch der Weg zur
Genesung ist sehr lang. Erst einmal muss die Operation
verkraftet werden. Die Wochen und Monate nach der

Transplantation sind besondere Ernährungs- und Lebensweisen einzuhalten, Medikamente zu nehmen, eine Reha zu machen. Je nach Organ sind Zeiten der Beatmung erforderlich, die beeinflussen ab wann ein halbwegs normales Leben wieder möglich ist. Das Transplantzentrum Pneumologie in Freiburg (Freiburger Schule) sagt als Richtwert, dass es etwa 1 Jahr braucht, bis man schrittweise zu einem normalen Leben zurückkehren kann. Trotzdem dürfen bestimmte Lebensmittel, dazu zählen auch Salate und Früchte, sehr viel länger nicht verzehrt werden.

Ein Mineralienmangel in den Knochen ist da vorprogrammiert. Ebenso der Mangel an verschiedenen Vitaminen, darunter auch Vitamin K . Um die Mineraliendichte in den Knochen wieder zu verbessern, kann das Vitamin K2 eingesetzt werden. Es gab eine Studie mit Herz- und Lungentransplantierten, die hier fundierte Ergebnisse lieferte. Ein Jahr lang wurden 180 mg Vitamin K2 verabreicht. Diese Menge zeigte, dass sich das Knochenbild wesentlich verbesserte.

Ein erstes Resümee

Die aktuellen Studien und positiven Ergebnisse in der Forschung um und mit Vitamin K sind vielversprechend und zeigen, dass ein einzelnes Vitamin im menschlichen Körper wahnsinnig viel bewirken kann. Wenn es dann noch zu einem optimalen Zusammenspiel von mehreren Vitaminen und Mineralien kommt, werden dem Organismus sehr viele Belastungen abgenommen und bereits bestehende gesundheitliche Einschränkungen minimiert. Das zeigt eindrücklich, wie wichtig eine gesunde und ausgewogene Ernährung ist.

Kommen schwerwiegende Krankheitsbilder oder extreme Lebenssituationen, die gerade beschrieben wurden, hinzu, ist es schon fahrlässig zu nennen, wenn Vitamin K weiterhin in der Ernährung ignoriert wird. Zumal Studien ja auch belegen, dass kleinere gesundheitliche Schäden wieder kompensiert werden können, wenn gezielt Vitamin K zugeführt wird.

Natürlich ist es verständlich, dass der Geschmack des Einzelnen ggf. eine Abneigung gegen bestimmte Speisen - vor allem bei Gemüsesorten - aufweist, die die Aufnahme von Vitamin K auf natürlichem Wege erschwert. Doch die Entwicklung von Nahrungsergänzungsmitteln ist inzwischen sehr weit fortgeschritten und kann Vitamin K als Brausetablette mit einem Geschmack der Wahl liefern, ohne dass Nahrungsmittel zu sich genommen werden müssen, die einen eher an Stoffwechselendprodukte von Rindern erinnern.

Für ein besseres Wohlbefinden ist es unerlässlich, dem Körper bestimmte Stoffe zuzuführen. Vitamin K gehört eindeutig dazu. Trotzdem ist es wichtig, nicht wild drauf los zu therapieren, sondern immer auch Rücksprache mit dem Arzt zu halten und bei Vorerkrankungen, speziell im blutgerinnenden Zusammenhang niemals selbst vermehrt Vitamin K zuzuführen, sondern immer eng mit Ärzten und Therapeuten zusammen zu arbeiten. Und vor Beginn einer erhöhten Zufuhr von Vitamin K sollte unbedingt der Gehalt im Blut festgestellt werden, um den Bedarf überhaupt erst einmal zu analysieren und die Zufuhr auf den aktuellen Vitamin K Spiegel anzupassen.

Im Folgenden soll es um Lebensmittel gehen, die gute Lieferanten für Vitamin K sind und den Speisezettel abwechslungsreich gestalten lassen. Grün kann zwar durchaus als die Farbe für Vitamin K gesehen werden, trotzdem muss man sein Dasein nicht mit Salatblättern oder Brokkoli fristen und nur noch grüne Sachen essen.

Lebensmittelquellen für Vitamin K

Die Lebensmittel die große Mengen an Vitamin K liefern, haben natürlich auch andere wichtige Inhalts- und Mikronährstoffe.

Eine erste große Gruppe von Vitamin K Lieferanten sind alle gründen Blattgemüse. In diesen ist das Vitamin K1 enthalten. Auch wird in großen Mengen Chlorophyll geliefert, welches ebenfalls positive Auswirkungen auf die Gesundheit hat. Zu den Blattgemüsen zählen alle Blattsalate, Spinat, Mangold oder Portulak. Letzteres ist zwar ein Gartenunkraut, wird aber in der Heilkunde auch gern verwendet, weil es sehr viele positive Wirkungsweisen aufzeigt. So wird Portulak beispielsweise eingesetzt, wenn Behandlungen erforderlich sind, die antibakteriell, blutstillend oder -reinigend wirken soll. Auch bei Blasenentzündungen wird dieses harntreibende Kraut verwendet. Von Frühjahrsmüdigkeit, Nervenleiden über Arteriosklerose bis hin zu Hämorrhoiden und Zahnfleischentzündungen reichen die Krankheitsbilder und Symptome, bei denen Portulak unterstützend tätig werden kann. Wem der Gedanke, Unkraut auf seinem Teller zu haben, nicht behagt, der kann sich auch grüne Smoothies zubereiten.

Was viele nicht wissen: Rote Beete Blätter gehören ebenfalls zu den grünen Blattgemüsen. Zwar wird die Knolle inzwischen gern genutzt und als süßsaurer Salat, in Suppen oder gekocht in Meerrettichdressing verzehrt. Die Blätter wandern aber meistens in die Biotonne. Ein fataler Fehler, jedenfalls in Bezug auf Vitamin K und gesundheitsfördernde Maßnahmen. Denn die Blätter enthalten sogar noch mehr Mineral- und Nährstoffe als das eigentliche Gemüse (oder was wir dafür halten) - die Knolle. Bei Vitamin K beträgt der Faktor an Mehrwert sogar 2000. Also ruhig die Blätter ab und an mal mitessen und das zweitausendfache an Vitalstoffen zu sich nehmen.

Kohl und Kräuter wie Schnittlauch, Sellerie und Petersilie liefern auch große Mengen an Vitamin K. Bei den Kohlsorten liegt Grünkohl mit seinem Vitamin K Gehalt ganz vorn. Doch auch Weißkohl, vor allem in Form von Sauerkraut ist ein toller Lieferant von Mikronährstoffen. Sauerkraut wird sogar therapeutisch verwendet. In Form von Saft oder Beilage zum Essen ist Sauerkraut eine Putzkolonne für den Darm und der hohe Gehalt an freien Radikalen in Kohl und Sauerkraut wirkt prophylaktisch für viele Erkrankungen, allen voran wirkt es auf natürlichem Wege auch der Tumorbildung entgegen. Bei den Kräutern ist Petersilie der Favorit. So manches Nahrungsergänzungsmittel kann man sich sparen, wenn man hin und wieder einen Büschel Petersilie knabbern würde.

Avocado kann als biologische Wunderwaffe für die Gesundheit gesehen werden. Neben den wichtigen Vitaminen, allen voran Vitamin K, liefern Avocados auch sehr wertvolle Fette und sorgen schon von sich aus dafür, dass fettlösliche Fette wie Vitamin K auch vom Körper aufgenommen und verwertet werden können. Was nutzt mir die Aufnahme hoher Mengen an Vitamin K, wenn ich auf Fette verzichte und die Fettlöslichkeit nicht in Kraft treten kann? Avocado liefert die Fette also direkt mit. Wie wichtig das Zusammenspiel der Vitamine und Fett ist, hat auch die Nahrungsergänzungsindustrie bereits erkannt und Präparate entwickelt, die die fettlöslichen Vitamine auf entsprechenden Trägersubstanzen entwickelt. So werden die Vitamine in Multipräparaten zusammengefasst und z.B. auf Sesamölbasis als Kautablette, Kapsel o.ä. angeboten (ADEK-Präparate z.B.) Und diese ADEK-Präparate, die die Vitamine A, D, E und K enthalten, werden in der Freiburger Uniklinik zumindest, den Mukoviszidosepatienten verabreicht, weil die Resorption aufgrund der Vorerkrankung beeinträchtigt ist und dieses Präparat die Versorgung mit den wichtigen Vitaminen sichert. Anfangs wurden diese sogar extra aus den USA bezogen, weil diese Nahrungsergänzungsmittel in Deutschlang extrem teuer waren. Auch heute noch liegt der Apothekenverkaufspreis bei ca. 40 Euro für 100 Kapseln. Wer nicht gerade unter Mukoviszidose leidet, kann also mit einer Avocado wesentlich günstiger den gleichen Effekt erzielen.

Grüne Smoothies wurden vorhin schon kurz erwähnt. Auch hierzu gibt es aktuelle Studien die die positive Wirkung von Chlorophyll auf die Zellbildung und den Stoffwechsel belegen. Aktuell boomen diese grünen Obst- und Gemüsepürrees und es gibt sie zum Teil sogar fertig zu kaufen. Sie lassen sich aber auch sehr einfach und wesentlich günstiger selbst herstellen. Ein guter Leitfaden dafür ist der Smoothie Guide. Es gibt eine gleichnamige Internetseite auf der interessante EBooks zu beziehen sind, darunter auch der Smoothie Guide. Hier sind nicht nur Rezepte für grüne Smoothies drin und auch andersfarbige Früchte haben durchaus einen nennenswerten Vitamin K Gehalt.

Zu den Lebensmitteln mit 600 – 1000 µg Vitamin K zählt Grünkohl. Er kommt mit 817 µg schon recht nah an den tausender Wert heran. Spinat, Rosenkohl, Fenchel, Portulak, Traubenkernöl, Sojamehl, Kichererbse (Samen, trocken), Brunnenkresse, Schnittlauch liefern immerhin noch 200 – 600 µg Vitamin K. Mit 100 – 200 µg schlagen Kopfsalat, Mungbohnen (trocken), Broccoli (roh), Weizenkeime, Rapsöl, Linsen und Urdbohnen (trocken), Kürbiskern und Sojaöl noch zu Buche. Darunter ist der Gehalt an Vitamin K weiterhin ausreichend für eine positive Wirkung auf die Gesundheit.

Zu den weiteren Lebensmitteln, die für eine Vitamin K reiche Ernährung zu empfehlen sind, gehören alphabetisch sortiert:

Ananas

Apfel

Apfelmus

Apfelsaft

Apfelsine

Aprikose

Aubergine

Austern

Avocado

Birne

Bleichsellerie

Blumenkohl

Butter

Butterschmalz

Cashewnuss

Champignon

Chesterkäse

Chinakohl

Diestelöl

Emmentalerkäse (45 % Fett)

Erbse (grün)

Erbse (trocken)

Erdbeere

Erdnussöl

Gurke

Haselnuss

Himbeere

Honig

Hühnerei (gesamt)

Hühnerleber

Hüttenkäse

Joghurt ab mindestens 3,5 % Fett

Johannisbeere (rot)

Johannisbeere (schwarz)

Kakaobutter

Kalbsleber

Kartoffel

Kirsche (süß)

Kiwi

Kohlrabi

Kokosfett

Kuhmilch (von Roh- bis Magermilch)

Lauch

Leinsamen

Makrele

Möhre

Olivenöl

Palmöl

Paprika

Pastinake

Pekanuss

Pfirsich

Pflaume

Pistazie

Rettich

Rinderleber

Rindfleisch

Rotkohl

Sauerkraut

Schweinefleisch (Muskel)

Schweineleber

Sellerie (Knolle)

Sesamöl

Sesamsamen

Spargel

Tomate

Tomatensaft

Traubensaft

Walnuss

Walnussöl

Wassermelone

Weintraube

Weiße Rübe

Weißkohl

Zitrone

Zucchini

Zuckermelone

Zwiebel

Bei der Auflistung der Lebensmittel variiert der Vitamin K Gehalt natürlich extrem. Daher ist es wichtig, sich auf der Packung oder entsprechenden Listen genau über die Inhaltsstoffe zu informieren. Einige der Produkte haben sogar nur einen Gehalt an Vitamin K unter 1 µg. Trotzdem gelten sie als unterstützend für die Optimierung für den Vitamin K Spiegel, weil sie ggf. wichtige Mikronährstoffe oder Fette liefern, die den Umsatz von Vitamin K begünstigen.

Vitamin K2 ist nur in wenigen Lebensmitteln enthalten. Leider oft auch nur in Lebensmitteln, die von vielen Personen als nicht wohlschmeckend empfunden werden oder auch aus ideologischen Gründen abgelehnt werden (tierische Produkte wie Leber). Um einem Mangel vorzubeugen kann hier auf eine Nahrungsergänzung zurückgegriffen werden.

Vitamin K2 für Veganer

Veganer legen großen Wert darauf, ihre Nährstoffe aus rein pflanzlichen Produkten zu beziehen und wollen Tiere auch nicht ausbeuten, indem sie Ernteprodukte wie Eier, Milch oder Honig zu sich nehmen. Für die unverarbeiteten pflanzlichen Produkte gilt hier nichts Besonderes zu berücksichtigen. Werden jedoch verarbeitete Produkte oder Nahrungsergänzungsmittel gekauft, so darf auf der Liste der Inhaltsstoffe nicht das Vitamin K2 Menaquinon-4 aufgeführt sein. Die Ziffer für das pflanzliche Vitamin K2 ist 7 (Menaquinon-7).

Ein optimaler Umsatz von Vitamin K kann nur mit Vitamin D und Calcium erfolgen. Calcium wird durch Milchprodukte geliefert, auf die Veganer wiederum verzichten. Daher muss hier natürlich besonders darauf geachtet werden, dass die Vitamine nicht nur aufgenommen werden, sondern sich auch entfalten können. Nur dann können Blutgefäße, Zähne und Bewegungsapparat wirklich von der gesunden Ernährung profitieren.

Nahrungsergänzungsprodukte

Auf das ADEK-Präparat sind wir vorhin schon einge-
gangen. Dieses ist besonders zu empfehlen, weil es eine
gute Kombination aus fettlöslichen Vitaminen anbietet
und das benötigte Fett direkt mitgeliefert wird. Weil es sich
herausgestellt hat, dass Sesamöl besser vertragen wird, wird
dieses häufig für die Trägersubstanz verwendet. Es gibt
aber auch Produkte wo Oliven-, oder Leinöl verwendet
werden. Überwiegend wird bei den Ölen auf biologische
Qualität gebaut. Auch auf Allergene etc. wird geachtet, so
dass die Präparate laktose- und glutenfrei - also hypoaller-
gen sind.

Natürliche Produkte sind ebenfalls Präparate auf Basis der
Sango Meereskoralle oder Moringa. Ein Loblied auf
Moringa wollen wir an dieser Stelle gar nicht singen, aber
dieser afrikanische Baum wird nicht umsonst Wunderbaum genannt.

Unter dem Gesichtspunkt der Osteoporoseprophylaxe und
-behandlung gibt es gute Kombipräparate aus Vitamin D
und Vitamin K. Manche Hersteller reichern die Produkte
auch noch mit Calcium und Magnesium an. Diese sind
besonders für Vegetarier und Veganer geeignet. Weil die
Industrie der Nahrungsergänzungsmittel weiß, welchen
Wert vor allem Veganer auf Produkte ohne tierische Inhaltsstoffe legen, werden die meisten Produkte auch ohne
Gelatine oder ähnliche tierische Nebenprodukte
hergestellt.

Wer sich teure Produkte nicht leisten kann, sollte lieber

mehr Gemüse essen, als auf die preiswerten Produkte aus den Discountern oder Drogeriemärkten zurückzugreifen. Freiverkäufliche Arzneimittel, zu denen die Vitaminpräparate zählen, sind nur sehr gering dosiert. Um eine wirkungsvolle Menge an Vitamin K zuzuführen müssen viel zu viele Einzeldosen eingenommen werden. Am Ende wird das nicht günstiger.

Auch vor der Einnahme von Multivitaminpräparaten wie Centrum etc. sollte einmal genau gecheckt werden, welche Vitamine sich gegenseitig in ihrer Wirkung begünstigen oder gar aufheben. Diese Breitbandpräparate sind oft so angelegt, dass sie sich gar nicht optimal resorbieren lassen. Es ist natürlich sehr bequem, einmal am Tag eine Pille einzuwerfen und sich ein gutes Gewissen damit zu schaffen. Die Wirkung ist jedoch oft nicht so gut und wer sich auf diesen Präparaten ausruht und sonst nicht auf die Ernährung achtet, der hat rein gar nichts gewonnen mit der Einnahme dieser Mixturen. Vielmehr sollte dann auf Moringa umgestiegen werden, weil hier Wechselwirkungen unter den Inhaltsstoffen nahezu ausgeschlossen werden können.

Ansonsten sind Vitaminpräparate mit einzelnen Bestandteilen oder nachgewiesener weise sinnvollen Kombinationen immer zu bevorzugen. Wobei natürlich die gesunde Ernährung ohne Nahrungsergänzungsmittel immer die beste Option wäre.

Colostrum und Vitamin K

Colostrum, auch Biestmilch genannt, wurde vor allem in den letzten zwei Jahrzehnten als Nahrungsergänzungsmittel sozusagen neu entdeckt. Es ist zwar lange bekannt, dass besonders die Erstlingsmilch dem Nachwuchs die besten Voraussetzungen für den Eintritt ins Leben bietet, aber Colostrum an sich hat sich noch nicht standardmäßig als Nahrungsergänzungsmittel durchgesetzt.

Die Erstlingsmilch bildet sich bei Säugetieren (einschließlich des Menschen) in den ersten 72 Stunden nach der Geburt des Nachwuchses und ist hochwichtig für den neugeborenen menschlichen oder tierischen Säugling. Aus diesem Grund werden Neugeborene in der Regel direkt der Mutter an die Brust gelegt. Das Colostrum ernährt den Säugling nicht, sondern ist so etwas wie eine Schluckimpfung gegen Umweltfaktoren und Infektionen. Bereits nach 5 Tagen geht das Colostrum in die normale Muttermilch über und verliert einen Großteil seiner positiven Wirkung auf den Säugling. Trotzdem ist Muttermilch immer noch reichhaltiger und wichtiger als Milchersatzangebote aus der Flasche.

Untersuchungen haben gezeigt, dass Colostrum von Rindern noch reichhaltigere Inhaltsstoffe hat als die menschliche Muttermilch und auch beim Menschen positiv wirkt. Das ist nun auf gar keinen Fall ein Grund sein Neugeborenes mit Colostrum von der Kuh zu füttern. Im Gegenteil! Babys sind sehr empfindlich und sollten außer Muttermilch oder wenn dies nicht möglich ist - Babynahrung nichts anderes angeboten bekommen. Und ohne Rücksprache mit einem Kinderarzt schon gar nicht.

Trotzdem wollen wir einen Blick auf die Inhaltsstoffe von Colostrum werfen und vor allem auf die Wirkung. Neben dem hohen Eiweißgehalt, Vitaminen, Minerarien, Spurenelementen, Aminosäuren und einer vielfältigen Auswahl an Immunglobulinen ist vor allem das Nichtvorhandensein von Lactose, Allergenen und Lactoalbumin ein großer Vorteil von Colostrum.

Als Nahrungsergänzungsmittel wirkt Colostrum positiv auf Energie und Ausdauer und deckt alle Wirkungsbereiche von Vitamin D und K (Blut, Knochen, Gefäße, Immunsystem) optimal ab. Es gibt dieses natürliche Nahrungsergänzungsmittel in vielen unterschiedlichen Applikationen und von sehr vielen Herstellern. Mit einem anerkannten Bio-Siegel kann man beim Einkauf nichts falsch machen.

Abgesehen von dem Gehalt an Vitaminen etc. wird Colostrum eine ähnlich umfassende Wirkung nachgesagt, wie manchen Vitaminen oder Heilpflanzen. Ärzte äußern sich sehr positiv über Colostrum und es wird in mehreren medizinischen Bereichen als positiv wirkend beschrieben.

Hier eine kleine Zitatensammlung von Medizinern zum Thema Colsotrum:

Colostrum ist eines der wirksamsten Lebensmittel das ich kenne. Ich empfehle es fast allen meinen Patienten zur allgemeinen Stärkung, aber auch zur Verbesserung des Gesundheitszustandes bei diversen Erkrankungen. Dr.

med Marco Prümmer

Colostrum enthält einen Virus-Antikörper der virale Ein-
dringlinge angreift. Man hat eine breite Palette von antivi-
ralen Faktoren im Colostrum gefunden. Diese Unter-
suchung fand im US-Regierungscenter für Seuchen-
kontrolle in Atlanta, Georgia, statt. Dr. E.L.Palmer, et.al.;
Journal of Medical Virology

Colostrum enthält unspezifische Hemmstoffe, die eine
breite Palette von Atemwegs- erkrankungen hemmen, besonders Influenzaviren. Colostrum wird besonders für
seine einzigartige Wirkung gegen potentiell tödliche
Ausbrüche des asiatischen Grippevirus genannt, die aus
der   tierischen/humanen   Mutationen   resultieren.
Drs.Shortridge, et.al.; Journal of Tropical Pediatrics

PRP (Prolin-reiches Polypeptid) in Rindercolostrum hat
die selbe Fähigkeit, die Aktivität des Immunsystems zu
regulieren, wie das Hormone bei der Thymusdrüse tun. Es
aktiviert ein unteraktives Immunsystem indem es ihm hilft,
gegen krankheitserregende Organismen vorzugehen. PRP
unterdrückt auch ein überaktives Immunsystem, wie man
es oft bei den Autoimmunerkrankungen kennt. PRP ist
höchst entzündungshemmend und es scheint auch auf T-
Zellen Precursoren zu agieren um Helfer T-Zellen und
Unterdrücker T-Zellen zu produzieren. Drs. Staroscik,
et.al., Molecular Immunology

Glykoproteine in Rindercolostrum hemmen die Anbin-
dung von Heliobactor Pylori Bakterien, die Magengeschwüre verursachen. Colostrum enthält große

Mengen an Interleukin-10 (ein starker Entzündungshemmer) der große Bedeutung in der Reduktion von Entzündungen in arthritischen Gelenken und Verletzungensgegenden zeigt. Dr. Olle Hernell, Universität von Ulmea, Schweden, Wissenschaft

Colostrum und Muttermilch (von Kühen und Menschen) stimuliert das Immunsystem des Neugeborenen; indem bislang unidentifizierte Proteine die Reifung von kultivierten B Lymphozyten (eine Art weißer Blutzellen) beschleunigen und sie für die Herstellung von Antikörpern vorbereitet. Dr. Michael Julius, McGill University, Montreal; Science News

Menschliche klinische Studie: Immunfaktoren aus Kuhcolostrum, die oral einge- nommen werden, wirken gegen krankheitserregende Organismen im Verdauungstrakt. Der Konsum von Immunglobulinen aus Rinderkolostrum könnte eine neue Methode sein, passiven Immunschutz gegen einen Wirt Darmbezogener Erkrankungen zu bieten der Antigene verursache (viral und bakteriell). Dr. R. McClead, et.al.; Pediatrics Research

Untersuchungen mit menschlichen Freiwilligen haben gezeigt, dass die Erhaltung der biologischen Aktivität von IgG (Immunglobulin G) in den Verdauungssäften von Erwachsenen, die Rindercolostrum oral erhalten hatten, auf eine passive enterale (intestinale) Immunisierung zur Prävention und Behandlung akuter Darmerkrankungen hindeutet. Dr.L.B. Khazenson; Microbial & Epidemial Immunobiology

Colostrum stimuliert das lymphatische Gewebe und liefert somit Unterstützung in gealterten oder immundefizienten Menschen. Die Natur benutzt den oralen Weg zur Entwicklung des Immunsystems seit dem Ursprung der Säugetiere (sicher und wirkungsvoll). Die orale Gabe von Immunfaktoren ist einfach, billig, frei von Nebenwirkungen und kann äusserst nützlich in der Veterinär- und Humanmedizin sein um Immundefizienzen zu korrigieren. Drs. Bocci, Bremen, Corradeschi, Luzzi and Paulesu, Journal Biology

Immunglobuline von Rindercolostrum reduzieren und beugen viralen und bakteriellen Infektionen in Immundefizienten Erkrankten vor: Knochenmarks - Empfänger, Frühgeborenen, AIDS, etc. New England Journal of Medicine

Wissenschaftler haben berichtet, dass Colostrum die Reifung der B Lymphozyten stimuliert und sie für die Produktion von Antikörpern vorbereitet, das Wachstum und die Differenzierung von weissen Blutzellen fördert. Ähnliche Aktivitäten in Kuh- und menschlichem Colostrum können auch Makrophagen aktivieren. Dr. M. Julius, McGill University, Montreal;: Science News

Immunglobuline im Colostrum wurde erfolgreich benutzt um Thrombozytopenie, Anämie, Neutropenie, Myasthenie Gravis, Guilain Barre Syndrom, Multiple Sklerose Systemischer lupus, Rheumatische Arthritis, Bullus Pamphigoid, Kawasaki's Syndrom, Chronisches Müdigkeitssyndrom und Crohn's Erkrankung unter anderem zu behandeln. Dr. Dwyer; New England Journal of Medicine

Man hat festgestellt, dass PRP nicht Spezien-spezifisch ist (Transferrierbar für menschlichen Gebrauch). Es verändert weisse Blutzellen zu funktionell aktiven T-Zellen. Die Resultate wurden bei der Behandlung von Autoimmunerkrankungen und Krebs aufgezeigt. Ein wichtiger Immunmodulator stimuliert ein underaktives Immunsystems und beruhigt ein überaktives. Drs. Janusz & Lisowski; Archives of Immunology

Rindercolostrum enthält TGF-1, das einen wichtigen unterdrückenden Effekt auf zytotoxische Substanzen hat (entzündungshemmend). Es verhindert das Zellwachstum von menschlichen Osteo-sarkom - (Krebs) zellen (75 %ige Verhinderung). Es ist ein Mittler von Fibrosen und Angiogenese (Heilung des Herzmuskels und der Blutgefäße), (Roberts et.al., 1986), beschleunigt die Wundheilung (Sporn et.al...,1983) und der Knochenbildung (Centrella et.al.,1987). Drs. Tokuyama and Tokuyama, Cancer Research Inst. Kanazawa Univ., Japan

Nur die Retinsäure, die sich im Colostrum befindet, zeigte Schutz und reduzierte Kolonisation des Herpes Virus. Obwohl keine Heilung, reduziert die Retinsäure wirkungsvoll den Herpes Virus auf Levels (1/100 bis 1/ 10 000 Viren blieben nach der Behandlung aktiv) bei denen das körpereigene Immunsystem einen Ausbruch verhindern konnte. Drs. Charles Isaacs, et.al.; Experimental Biology, Science

Man hat entdeckt, dass Wachstumsfaktoren in Rindercolostrum äusserst wirkungsvoll in der Förderung der Wundheilung sind. Es ist empfohlen bei Traumas und Heilung nach Operationen, sowohl für externe und interne Anwendung. Drs. Sporn,et.al.; Science

IGF-1, das im Colostrum entdeckt wurde, stimuliert Knochen- und Muskelwachstum und die Regeneration von Nervenzellen. Es wurde auch entdeckt, dass die äussere Anwendung auf Wunden in einer wirkungsvolleren Heilung resultierte. Drs. Skottner, Arrhenius-Nyberg, Kanje and Fyklund, Acta. Paediatric Scandinavia, Sweden

Hohes Alter wird mit reduzierten Mengen an Wachstumshormonen in Verbindung gebracht: GH und IGF-1. Das Einsetzen von GH und IGF-1 steigert das Körpergewicht und Muskelwachstum von gealterten Menschen. Drs. Ullman, Sommerland & Skottner, Dept. of Pathology and Pharmacology, Univ. Of Gothenburg, Sahlgren Hospital & HabiVitrum AB, Stockholm, Schweden.

Rindercolostrum enthält hohe Mengen von Wachstumsfaktoren die normales Zellwachstum und DNS-Synthese fördern. Drs. Oda, Shinnichi, et.al.; Comparative Biochemical Physiology

Das Ausbleiben der Heilung von chronischen Wunden ist ein grosses medizinisches Problem. Ärzte weisen darauf hin, dass eine wichtige Rolle der Wachstumsfaktoren die Beschleunigung der Wundheilung ist. Beschleunigte Heilung ist möglich bei der Behandlung von Traumas und Operationswunden. Drs. Bhora, et.al.; Journal surg. Res.

Cartilage Inducing Factor - A (CIF-A) der im Colostrum gefunden wurde, stimuliert die Reparatur von Knorpeln.

Drs. Seyedin, Thompson, Bentz, et.al.; Journal of Biological Chemistry

Klinische Studien haben ergeben, das IgE (Immunglobulin E) in Rindercolostrum für die Regulierung der allergischen Reaktionen verantwortlich sein könnte. Drs. Tortora, Funke & Cast, Microbiology

Immunglobuline im Colostrum sind in de Lage, die schädlichsten Bakterien, Viren und Hefen zu neutralisieren. Dr. Per Brandtzaeg; Annals of the New York Academy of Sciences

Virale Konzentrationen im Körper zu reduzieren und die natürliche Immunabwehr zu stimulieren beinhaltet das grösste Versprechen, unserem Immunsystems zu helfen, den HIV-Virus in Schach zu halten. Drs. Nowa and McMichael; Scientific American

Colostrum enthält Retinsäure, die hilft, den Herpes Virus zu bekämpfen. Es enthält auch Glykoproteine (Kappa Kasein), die gegen Bakterien, die Magengeschwüre hervorrufen, schützt. Dr. Raloff, Science News

Konzentrationen von Laktoferrin und Transferrin in Rindercolostrum wurden als notwendig angesehen, Eisen ins Blut zu befördern. Höchste Konzentrationen beider Substanzen wurden in der ersten Melkung nach der Geburt gefunden. Drs. Sanchez, et.al., Biological Chemistry

Extra Kapitel: Vitamin K in Verbindung mit Vitamin D

Die Kombination der Vitamine D und K spielt vor allem in Hinsicht auf die Knochenbildung und Osteoporose eine große Rolle. Auch mit einem Blick auf Colostrum kann dieses Zusammenspiel bestätigt werden.

Im Knochenstoffwechsel spielen beide Vitamine eine große, wenn auch differenzierte Rolle. Japanische Forscher haben die Knochendichte von jungen weiblichen Ratten durch Gabe von Vitamin K erhöhen können. Die Nahrung wies dabei einen normalen oder leicht geringen Calciumgehalt auf. Diese Tests waren der Beginn einer Reihe weiterer tierischer Versuche und später von Studien am Menschen. Die Wichtigste Studie wurde an über 70000 Frauen durchgeführt, die definitiv nachwies, dass Vitamin K sich auf die Knochen positiv auswirkt und es erheblich seltener zu Frakturen am Oberschenkel kam, wenn die Frauen mit Vitamin K angereicherter Nahrung versorgt wurden.

Selbst bei Betroffenen von Osteoporose konnte die Knochendichte durch Vitamin K Gaben erhöht werden. Hierfür wurde eine Interventionsstudie mit Vitamin K und Placebos durchgeführt. Selbst vor Astronauten machen die Studien keinen Halt. Im Zustand der Schwerelosigkeit nimmt die Knochendichte ab. Kehren die Weltraumbesucher auf die Erde zurück, kann dies ganz schnell zu Knochenbrüchen führen, zumal die Astronaut-en die Fortbewegung auf der Erde - ohne Schwere-losigkeitsbedingungen - erst wieder lernen müssen. Astronautennahrung, die mit Vitamin K angereichert wurde, beugte diesen Risiken vor und ließen während des Weltraumfluges die Knochendichte nur sehr minimal schwinden.

Im Zuge dieser Untersuchungen stieß man immer wieder auf Abhängigkeiten oder Zusammenspielen verschiedener Nahrungsinhaltsstoffe. Eines dieser Zusammenspiele ist das von Vitamin K und Vitamin D. Die positive Wirkung von Vitamin D in der Form von Vitamin D3 auf Knochenbau und -bildung ist bereits seit längerem bekannt. Auch bei anderen Wirkungsbereichen, die für Vitamin K bereits in Anfängen oder mit fundierten Belegen nachgewiesen oder auch nur vermutet werden, ist eine Wirkung von Vitamin D3 bereits nachgewiesen (Gefäße, Nieren, Psyche). Bei Osteoporose wird die Gabe von Vitamin D Präparaten bereits als Basistherapie angesehen. Das mag daran liegen, dass über Vitamin D bereits 10 Jahre früher geforscht wurde. Rachitis und die Studien dazu zeigten bald die Wirkung von Vitamin D auf dieses Krankheitsbild. Wobei Anfangs vor allem der Schwerpunkt auf die Wirkung von UV Strahlung gelegt wurde und erst später die dabei entstehende Substanz den Namen Vitamin D bekam.

Zehn Jahre sind jedoch eine sehr lange Zeit. Vor allem in der Medizin. Hier kann ein bahnbrechendes Ergebnis in kürzester Zeit die Wende für viele hoffende Erkrankte geben. Und wenn sich eine Krankenschwester und eine GEsundheits- und Krankenpflegerin treffen, die ihre Ausbildung in einem Abstand von 30 Jahren erfolgreich und mit besten Noten abgeschlossen haben, wird die ältere der beiden in vielen Therapiefeldern völlig überholte Therapieansätze anbieten wollen. Jedenfalls wenn sie sich im Laufe des Berufslebens nicht weitergebildet hat. Einfach weil die Wissenschaft sehr viele neue Methoden, Wirkstoffe und Erkenntnisse hervorgebracht hat. Krebs ist immer noch schrecklich in vielen Fällen aber heilbar. Und mit der richtigen Ernährung zum Teil sogar vermeidbar.

Nachwort

Mit den zusammengetragenen Informationen aus diesem eBook / Buch sollte es doch gelingen, seiner eigenen Gesundheit und seinem Wohlbefinden mit wenigen Maßnahmen gute Vitamine zuzuführen. Wesentlich ist der Blick auf sich selbst, seine Gewohnheiten und Ernährung.

Der Zeigefinger, der immer sagt, weniger ist mehr, ist gerade im Zusammenhang mit Vitamin K völlig fehl am Platze. Zwar ist mehr nicht immer besser, aber zu wenig Vitamin K kann gravierende Beschwerden hervorrufen, die nur schwer zu kompensieren sind und durchaus chronische Erkrankungen hervorrufen können.

Das wichtigste bei der zusätzlichen Aufnahme von Vitamin K ist ein Blick auf das Blutbild. Der Selbsttest im ersten Teil des E Books / Buches kann helfen, einen Vitamin K Mangel zu erkennen, allerdings ersetzt dieser Test nicht den Arztbesuch und die Blutuntersuchung. Manchmal treten Krankheiten auf, deren Ursache man sich nicht erklären kann.

So erkranken auch Nichtraucher und Vegetarier an Krebs oder bekommen einen Herzinfarkt. Selbst wer im Test alle Fragen mit Nein beantwortet darf sich nicht in Sicherheit wiegen.

Denken Sie über ihre Ernährung nach und sprechen Sie mit Ihrem Arzt über Vitamin K. Lieber einmal ohne krank zu sein, seinen Arzt konsultieren, als zu krank zu werden, um noch zum Arzt gehen zu können.

Ich wünsche Ihnen alles Gute und vor allem viel Gesundheit...

Ihr
Michael Iatroudakis

Quellenangaben

Wikipedia/vitamin_k

Vitamin K2 von Josef Pies

http://www.colostrum-portal.com

Gesellschaft Anthroposophischer Ärzte

Zentrum der Gesundheit.de

Über den Autor

Lizenzierter Fitnesstrainer und -Lehrer, zertifizierter MovNat-Trainer, Ausbildung zum Heilpraktiker, Ernährungsberater. Befasst sich seit über 15 Jahren mit alternativen Heilmethoden und Energiearbeit.

Bereits erschienen (Bücher / eBooks):

Die Matrix-Diät „Abnehmen m. Körper, Geist & Seele"

Der Smoothie-Guide …ein unterhaltsamer Ratgeber

Xylit „Das süße Wundermittel"

Der Paleo-Lifestyle: Steinzeitfitness im 21. Jahrhundert

Der Matcha Tee: Das grüne Wunder aus Japan

Das Kokosöl: Das Geheimnis äußerer Schönheit, stabiler Gesundheit und grenzenloser Energie

Die Steinzeit-Diät: In 28 Tagen zum Wohlfühlgewicht

Die Smoothie-Diät: Gesund und lecker abnehmen mit selbstgemachten Smoothies

Kolloidales Silber: Das natürliche Antibiotikum für Mensch, Tier und Pflanze

Moringa Baum: Der Wunderbaum für Ihre Gesundheit

Die Zistrose: Das Wunderkind unter den Heilpflanzen

Omega 3: Die wiederentdeckte Fettsäure gegen Herz-Kreislauferkrankungen, Alzheimer, Depressionen, Arthrose, ADHS und Entzündungen

4 SuperFoods: Matcha-Tee, Kokosöl, Moringa-Baum, Zistrose (Sammelband 1)

Vitamin D: Das Superhormon gegen Herz-Kreislauferkrankungen, Krebs, Depressionen, Grippe und mehr...

Projekt Diät: Artgerecht zum Wohlfühlgewicht / Sammeband

Wasser: Das Lebenselixier für Gesundheit, Vitalität und Wohlbefinden

Vitamin K: Das vergessene Vitamin

Der Vitamin D & K Faktor: Der Rundumschutz für chronische Erkrankungen

4 Super-Foods: Vitamin D, Wasser, Gerstengrassaft, Omega 3 (Sammelband II)

Die Steinzeiternährung / Paleo 30: Das 30 Tage Programm für Anfänger

Krafttraining: Kraft ist die bessere Medizin / Krafttraining für Anfänger

Die Löffel-Liste: Dinge die Sie tun sollten bevor Sie ablöffeln

Therapie: Sport - Die unterschätzte Heilkraft der Bewegung

Smoothie Guide Kompakt: Wie Eltern es schaffen, dass ihre Kinder Obst und Gemüse essen

Weitere Neuerscheinungen siehe unter:

www.my-kindle-ebooks.de

Homepage:

www.my-kindle-ebooks.de

www.smoothie-guide.de

www.xylit-xylitol.com

www.der-paleo-lifestyle.de

Ich gebe Ihnen eine Garantie

Mir ist es sehr wichtig, dass Sie aus diesem eBook / Buch den größtmöglichen Nutzen ziehen. Sollten Sie dennoch enttäuscht sein und Sie keinerlei Nutzen verzeichnen könnten, dann schreiben Sie mir eine E-Mail und ich erstatte Ihnen ohne Wenn und Aber den Kaufpreis zurück.

In dieser Hinsicht vertraue ich Ihnen als ehrlichem Menschen.

Bitte um ein Feedback

Eine persönliche Bitte:

Sollte irgendetwas in diesem eBook / Buch nicht stimmen.

Sollte eine Behauptung nicht richtig sein.

Haben Sie einen Abschnitt/ein Kapitel nicht verstanden?

Haben Sie sich über einen Satz/einen Abschnitt aufgeregt?

Habe ich Sie in irgendeinem Satz beleidigt?

Habe ich irgendwo undeutliche Formulierungen benutzt?

Und ergänzend alles andere...

Dann nehmen Sie mit mir Kontakt auf:

info@my-kindle-ebooks.de

Dieser Weg ist mir lieber, als wenn der Leser dieses eBook / Buch mit negativen Gefühlen beschließt.

Berichten Sie mir Ihre persönlichen Erfahrungen mit Vitamin K, ich würde mich über Ihr Feedback freuen...

Rechtliches

Der Autor übernimmt keine juristische Verantwortung und keinerlei Haftung für Schäden, die aus der Benutzung dieses E-Books / Buch entstehen. Außerdem ist der Autor nicht verpflichtet, Folge- oder mittelbare Schäden zu ersetzen. Gewerbliche Kennzeichen- und Schutzrechte bleiben von diesem Titel unberührt.

Das Werk ist einschließlich aller Teile urheberrechtlich geschützt. Das vorliegende Werk dient nur dem privaten Gebrauch. Alle Rechte, auch die der Übersetzung, des Nachdrucks und der Vervielfältigung dieses Titels oder von Teilen daraus, verbleiben beim Autor.

Ohne die schriftliche Einwilligung des Autors darf kein Teil dieses Dokumentes in irgendeiner Form oder auf irgendeine elektronische oder mechanische Weise für irgendeinen Zweck vervielfältigt werden.

Haftungsausschluss/Disclaimer

Der Besuch unserer Seiten kann nicht den Arzt ersetzen. Suchen Sie bei unklaren oder heftigen Beschwerden unbedingt einen Arzt auf! Die Informationen auf unseren Seiten sind vom Autor und Verlag sorgfältig recherchiert und zusammengestellt worden.

Dennoch kann keine Garantie übernommen werden. Die hier dargestellten Informationen dienen nicht Diagnosezwecken oder als Therapieempfehlung. Eine Haftung des Autors und Verlages für Personen-, Sach- und Vermögensschäden durch die Gesundheitstipps und Rezepte auf unseren Seiten wird ausgeschlossen.

Herausgeber:

Michael Iatroudakis
Drewitzer Str. 1
14478 Potsdam
Tel. 0160-12 444 15
Email: info@my-kindle-ebooks.de